DE

L'ASPIRATION PNEUMATIQUE

SOUS-CUTANÉE

—o·»×·o—

MÉTHODE DE DIAGNOSTIC ET DE TRAITEMENT

PAR

LE Dr GEORGES DIEULAFOY

INTERNE, MÉDAILLE D'OR DES HÔPITAUX

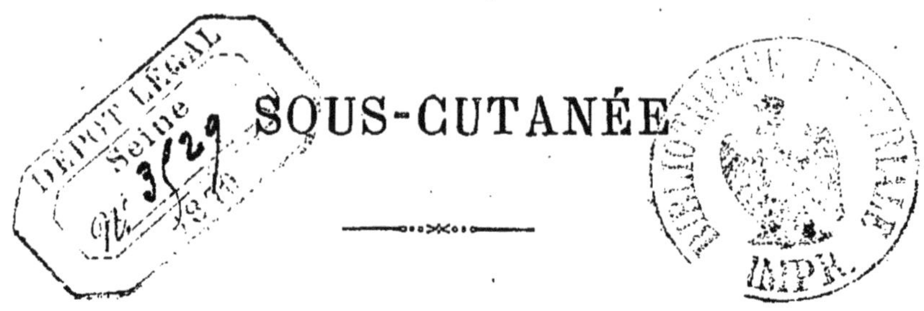

PARIS

VICTOR MASSON ET FILS,

PLACE DE L'ÉCOLE-DE-MÉDECINE

1870

DE

L'ASPIRATION PNEUMATIQUE

SOUS-CUTANÉE

L'aspiration pneumatique sous-cutanée constitue une méthode de diagnostic et de traitement. On sait combien il est difficile de reconnaître la présence d'une collection purulente cachée sous des muscles et des aponévroses, au niveau de régions telles que la fesse, le cou, la fosse iliaque, ou située dans la profondeur d'organes, tels que le foie ou le rein. L'observateur reste alors indécis sur le présence et sur la nature d'un liquide qui ne se trahit pendant quelque temps, ni par une tuméfaction notable ni par la fluctuation.

Comment arriver à une certitude sur l'existence et le siége de la collection, comment savoir si l'intervention chirurgicale est *utile*, *urgente* ou *nuisible* ? J'avais toujours été frappé de l'insuffisance de nos moyens d'investigation dans ces cas douteux et difficiles, et plusieurs fois, en médecine et en chirurgie, j'ai vu les plus habiles tenus en échec, ajourner un diagnostic, et différer un traitement jusqu'à ce que des signes plus certains ou des probabilités mieux assises, fussent venus éclairer la situation.

Mais il est des cas dans lesquels nous ne devons pas attendre ; quand un abcès profond menace d'envahir certaines régions, quand un épanchement dans le péricarde peut à chaque instant entraîner une syncope, l'hésitation n'est plus permise, et cependant le doute paralyse nos efforts.

Pour répondre à ces besoins, le trocart explorateur fut inventé, et nous devons reconnaître que ce trocart qui n'a de capillaire que le nom, ne répond en rien à l'idée qui lui a donné naissance. Il porte en lui sa propre condamnation; il est à la fois trop gros et trop petit. Voyez, en effet, comme son diamètre est volumineux, si on le compare à ces fines aiguilles que nous employons pour les injections sous-cutanées, et cependant, bien qu'ayant un calibre assez considérable, il s'oppose souvent à l'écoulement d'un liquide, pour peu que celui-ci soit épais, ou que la lumière de la canule soit oblitérée; on est alors obligé de pétrir la partie en exploration, manœuvre qui n'est pas toujours exempte de dangers, et qui reste souvent sans résultat.

De là cette indication, d'avoir à son service des *canules-trocarts*, d'un volume si exigu, que les organes les plus délicats, puissent être traversés par elles, sans en être plus incommodés que par les aiguilles à acupuncture dont on connaît la parfaite innocuité; de là aussi cette nécessité de forcer le liquide à se précipiter au dehors, au moyen d'une aspiration puissante. Cette aspiration, je l'ai obtenue, en faisant construire par MM. Robert et Collin, successeurs de Charrière, une véritable machine pneumatique de petit modèle.

Pour faire le vide dans le corps de pompe, je ferme d'abord les deux robinets situés inférieurement; j'attire le piston, et quand il est arrivé dans le haut de sa course, on lui fait exécuter un léger mouvement de rotation, et il s'arrête en ce point, grâce à une encoche pratiquée le long de sa tige. Voilà donc le vide préalablement formé, et nous sommes en possession d'un moyen puissant, d'une aspiration énergique, que nous pouvons utiliser quand le moment sera venu.

Supposons que nous allions à la recherche d'un épanchement de la plèvre. J'introduis d'abord l'aiguille creuse n° 1 ou n° 2 dans l'espace intercostal, et à peine a-t-elle parcouru un centimètre dans la profondeur des tissus, que je la mets en rapport, soit directement, soit au moyen d'un tube de caoutchouc, avec le corps de pompe, dans lequel le vide est préalablement établi. Alors, et sur ce point j'appelle toute l'attention, j'ouvre le robinet correspondant de l'aspirateur, je pousse l'aiguille peu à peu, et c'est le *vide à la main*, que je traverse lentement les tissus, et que je vais à la découverte de l'épanchement ; les yeux de l'opérateur restent fixés sur le corps de pompe en cristal, et au moment où l'aiguille rencontre le liquide, on voit celui-ci se précipiter avec force dans l'instrument ; le diagnostic se fait lui-même, la manœuvre est absolument inoffensive, et le but est atteint.

J'ai supposé, pour la démonstration, un épanchement de la plèvre ; le procédé est exactement le même pour les collections de diverses natures, quel que soit leur siége ; c'est la même méthode qui conduit à la recherche des épanchements du péricarde, du thorax et de l'abdomen, kystes du rein, du foie, de l'ovaire, etc.

Grâce à la manœuvre que je viens d'indiquer, et ayant à son service le vide préalable, on est certain de ne pas outrepasser la couche liquide, ce qui a son intérêt si la collection est peu étendue ou profondément située ; au moment où l'aiguille la rencontre, le diagnostic s'inscrit lui-même dans l'instrument, quelquefois même à l'insu de l'opérateur.

Si l'exploration ne donne aucun résultat, c'est que la région où l'organe exploré ne contient pas de liquide. Une circonstance cependant pourrait se présenter, c'est l'oblitération de la canule; il faut que cet accident soit bien rare, car je ne l'ai jamais observé; il serait toutefois facile d'y remédier, en prenant une autre aiguille-trocart, on en repoussant l'obstacle au moyen d'un fil d'argent.

Je me sers le plus souvent de l'aiguille n° 2 pour les explorations; je réserve l'aiguille n° 1, dont le calibre est extrêmement fin, pour les organes dont on ne saurait trop ménager la susceptibilité; par exemple pour les épanchements du péricarde ou du cerveau. J'ai pratiqué bien des aspirations, j'ai plongé les aiguilles un peu partout dans les articulations, dans le poumon, dans la vessie, dans le cul-de-sac vaginal, et je peux affirmer n'avoir jamais constaté le moindre accident.

Je viens de parler des résultats que donne l'*aspiration pneumatique* comme moyen de diagnostic; quels sont les services qu'elle peut nous rendre, comme méthode de traitement?

L'extrême gravité des blessures de certaines séreuses, et la conséquence des accidents qui surviennent à la suite de l'introduction de l'air ou de liquides dans ces cavités closes, nous ont rendu très-sobres à l'endroit des explorations dont elles peuvent devenir le siége. On y regarde à deux fois, avant de plonger un trocart dans un genou; la ponction sus-pubienne de la vessie offre un danger très-réel, à cause du contact de l'urine sur le péritoine; et nous connaissons des exemples qui nous prouveraient que de simples explorations dans des tumeurs abdominales ont été suivies d'accidents ayant entraîné la mort du malade. Ces préoccupations bien légitimes ont toujours engagé les médecins à se tenir sur la réserve, et l'on a pris, pour atteindre le but, un chemin plus ou moins détourné.

Aux épanchements articulaires on a opposé la compression, les vésicatoires et la teinture d'iode; les rétentions d'urine ont fait naître des procédés opératoires assez difficiles à exécuter, et peu anodins comme résultat; c'est le cathétérisme forcé, c'est la boutonnière, c'est la ponction rectacle et sus-pubienne. Bien loin de moi l'idée de méconnaître les services rendus par ces divers moyens, mais qu'il me soit permis de mettre en regard les résultats obtenus par l'aspiration pneumatique.

Pour ce qui est des *épanchements articulaires* vidés par aspiration pneumatique, j'en ai recueilli un grand nombre d'observations; la *Gazette des Hôpitaux* du 8 juin parle de faits de ce genre, dus à M. Gosselin. Dans une arthrite suraiguë extrèmement douloureuse du genou, M. Labbé a fait l'aspiration; une seule séance a suffi, la guérison a été immédiate. Dans d'autres circonstances, M. Chairou, à l'asile du Vésinet, a pratiqué l'aspiration et l'injection de teinture d'iode pour des épanchements purulents des articulations du coude et du genou. Plusieurs fois, à l'hôpital Necker, dans le service de M. Potain, nous avons aspiré le liquide siégeant dans les genoux de malades atteints de rhumatisme et d'arthrites simples ou blennorrhagiques; ces différents observateurs n'ont jamais vu survenir le moindre accident. C'est donc une question actuellement jugée; quand on soupçonne, ou quand on reconnaît la présence d'une collection articulaire simple, hématique ou purulente, dans la coxalgie par exemple, dans les arthrites rhumatismales et blennorrhagiques, dans l'hydarthrose, on peut sans aucun danger aspirer le liquide. Souvent, une une seule aspiration est suffisante; si le liquide se reproduit après seconde ou une troisième opération, on pratique une injection iodée ou alcoolisée; mais ce dernier cas est l'exception.

Il est une séreuse, assez innocente par elle-mème, mais à laquelle on ne touche pas toujours sans crainte, à cause de l'organe qu'elle protége, c'est la plèvre; l'opération de la thoracentèse est devenue classique quand l'épanchement pleural est bien constaté; on plonge alors, sans crainte et sans danger, un trocart volumineux dans la cavité thoracique. Mais ce qui est moins classique, c'est le diagnostic de l'épanchement, et l'évaluation même grossière du liquide épanché; aussi, des collections assez considérables peuvent passer inaperçues; parfois, on regarde comme téméraire et inutile, la ponction de la plèvre pour l'évacuation d'un liquide qui paraît douteux ou peu abondant; et comme, d'autre part, on admet que certains sujets présentent les signes d'un épanchement, sans qu'il y ait la moindre quantité de liquide, il s'ensuit qu'on réserve la thoracentèse pour les cas sans controverse, et l'on est assez mal placé, il faut en convenir, pour juger de l'opportunité d'un moyen auquel on n'a recours que faute de mieux, et en dernier ressort.

Que d'hésitations dans les cas difficiles, que de badigeons à la teinture d'iode, que de vésicatoires destinés à favoriser la résorption de l'épanchement! Eh bien, posons la question franchement et sans détours : ces différents moyens sont-ils le résultat d'une conviction thérapeutique? Je ne le pense pas. Ils nous sont inspirés par une prudence qui ressemble quelquefois à la timidité, ou par des doutes qui sont la conséquence de l'impuissance où nous sommes d'affirmer un diagnostic. Je ne vois pas, du reste, qu'il soit honteux de faire un tel aveu; nous sommes en possession de signes, qui ne sont pas suffisants pour établir un diagnostic d'une façon certaine, rien n'est plus trompeur que l'égophonie; on reconnait la pleurésie, et l'on doute souvent de la présence et de la quantité de l'épanchement; c'est alors qu'on s'arrête avec trop de complaisance à une idée qui semble concilier le diagnostic et l'hésitation dans laquelle on se trouve; et l'on dit: « Nous avons là une pleurésie à fausses membranes, » on a peut-être abusé de la pleurésie à fausses membranes, il serait plus vrai d'admettre qu'il y a des fausses membranes dans beaucoup de pleurésies, ce qui n'empêche pas certaines d'entre elles de contenir plusieurs mille grammes de liquide.

Posons autrement la question : Nous pouvons affirmer, je crois, sans crainte d'être contredit, qu'il est nuisible, à plusieurs titres, d'avoir du liquide dans la plèvre, et que si l'on avait en sa possession un moyen d'une innocuité complète et d'une certitude absolue pour le diagnostic et le traitement des épanchements de la cavité thoracique, on n'hésiterait pas un instant à opérer.

Or, ce moyen me paraît être réalisé par l'aspiration pneumatique; j'ai déjà indiqué comment on allait à la recherche d'un épanchement de la plèvre ou du péricarde, j'ai vu pratiquer ou j'ai pratiqué moi-même un grand nombre de thoracentèses par aspiration, et j'en ai rapporté plusieurs observations dans la *Gazette des Hôpitaux* (numéros du 26 et du 31 mars 1870).

La collection liquide étant reconnue, on peut la vider avec l'aiguille n° 2, ou bien introduire le trocart n° 4. On remplit par le même procédé l'aspirateur (qui contient 45 grammes de liquide), puis on ferme le robinet thoracique, on ouvre le robinet de l'ajutage inférieur, et on repousse ainsi le liquide au dehors. Cette manœuvre, qui met un peu de lenteur dans l'écoulement du liquide, est un bien pour le malade, l'épanchement se vide d'une manière uniforme et continue, sans que le malade soit pris de ces secousses de toux, qui sont parfois si violentes dans la thoracentèse par le procédé ordinaire. L'introduction d'une seule bulle d'air est rendue impossible, car tout se passe entre une cavité remplie de liquide, et une autre cavité dans laquelle le vide est préalablement établi.

La plèvre étant vidée, on peut, séance tenante, la laver, au moyen d'eau tiède, ou pratiquer des injections iodées et alcoolisées. A cet effet, on remplit l'aspirateur du liquide à injecter par l'ajutage inférieur, et on le repousse par l'ajutage thoracique.

Il est un point de cette méthode, sur lequel je dois revenir : je suppose que l'on aille à la recherche d'un épanchement qui n'existe pas. Ceci est l'exception, il est fréquent de méconnaître une collection qui existe, mais il est rare de la supposer quand elle n'existe pas. Dans ce dernier cas, on va à la recherche de l'épanchement, on arrive dans la plèvre, et rien ne paraît dans l'aspirateur ; ce qui peut arriver de pire, c'est que le poumon soit perforé plus ou moins, et l'on voit surgir dans l'aspirateur un petit jet de sang vermeil et spumeux. Nous avons été témoin de plusieurs faits de ce genre dans le service de M. Axenfeld; entre autres chez un homme atteint d'hydrothorax et chez une femme ayant une pleuro-pneumonie ; mais la piqûre de l'organe est si fine, si innocente, que je n'ai jamais vu survenir le moindre accident; on est même en droit de se demander si la *saignée directe du poumon*, ne serait pas bien indiquée, dans certaines congestions, ou dans la pneumonie au début.

La méthode de l'aspiration pneumatique est applicable à l'hydrocéphalie, dans certaines circonstances. J'ai été appelé par M. le Dr R. Blache, auprès d'un enfant âgé de sept mois, chez lequel l'hydrocéphalie ne s'était déclarée que depuis quelques semaines; la marche rapide de l'affection avait donné à la tête un volume considérable. Nous avons pratiqué quatorze aspirations successives, et 500 grammes de liquide ont été retirés. Grâce à ce traitement, les cris hydrencéphaliques ont disparu, la tête a diminué de volume, le front s'est déprimé, les fontanelles perdent leur étendue considérable ; aucun accident ne s'est produit à la suite de ces opérations. Il faut avoir soin d'éviter les sinus et de ne pas plonger l'aiguille trop avant. Je me suis servi dans cette circonstance de l'aiguille n° 1, et nous avons exercé, après chaque ponction, une pression modérée autour de la tète de l'enfant, au moyen de bandes de caoutchouc extrèmement minces.

On peut appliquer le traitement par aspiration pneumatique au diagnostic et au traitement des collections purulentes d'origines ou de siéges différents ; le trocart n° 3 est souvent utile dans ce cas; on réserve l'aiguille n° 2 pour les organes délicats.

On évite par ce procédé les incisions et toutes leurs conséquences, telles que l'érysipèle, l'introduction de l'air dans le foyer, et les cicatrices. J'ai vidé et guéri par ce procédé un kyste suppuré volumineux, situé sur la face d'une jeune fille. M. Potain a obtenu un bon résultat des aspirations successives pratiquées dans un phlegmon du cuir chevelu, avec décollement du péricràne. Les abcès scrofuleux, les bubons, les amygdalites suppurées, les abcès du pharynx, peuvent être traités par le même procédé.

Les collections purulentes du petit bassin chez la femme méritent une attention particulière. Il y a peu de temps, M. Axenfeld a pratiqué l'aspiration chez une femme de son service, pour un phlegmon péri-utérin. Pour cela, on place d'abord le spéculum, puis on introduit la longue aiguille n° 2 à travers le cul-de-sac vaginal, et l'on va, toujours par le même procédé, à la recherche de la collection ; au moment où l'aiguille la rencontre, le pus se précipite dans le corps de pompe de l'aspirateur. M. le Dr Sims, qui vient de mettre cette méthode en pratique à New-York, en a constaté les bons effets.

La *véssie*, dans les cas de rétention d'urine, peut être vidée, comme cela a été pratiqué, sans le moindre accident. On introduit l'aiguille nº 1 à travers l'abdomen, au-dessus du pubis, et on aspire l'urine; la piqûre est si fine, et les parois de la vessie sont si contractiles, que le contact de l'urine sur le péritoine ne peut pas avoir lieu. Quand l'aspiration est terminée, il est bon de retirer brusquement l'aiguille, ou d'aspirer préalablement les quelques gouttes d'urine qu'elle peut encore contenir.

On a tout son temps pour vaincre l'obstacle qui s'oppose à l'écoulement de l'urine, car la même manœuvre peut, sans le moindre inconvénient, être recommencée plusieurs jours de suite.

J'ai constaté la guérison de kystes synoviaux et d'épanchements *hématiques* opérés par aspiration pneumatique. Pour ces derniers surtout, un peu de patience est nécessaire ; si la collection se forme de nouveau, il faut l'attaquer plusieurs fois et pratiquer des injections légèrement irritantes.

L'aspiration sous-cutanée est encore destinée à expulser les gaz qui s'accumulent en si grande quantité dans les occlusions intestinales, dans la fièvre typhoïde, et qui deviennent dans quelques circonstances une cause puissante de dyspnée.

J'ai indiqué les principales applications de l'aspiration pneumatique sous-cutanée; il y aurait encore beaucoup à dire sur une méthode qui est applicable dans un si grand nombre de circonstances ; on peut, je crois, en tirer les conclusions suivantes :

CONCLUSIONS

1° Il est toujours possible, grâce à l'aspiration pneumatique sous-cutanée, d'aller sans aucun danger à la recherche d'une collection liquide, quel que soit son siége, et quelle que soit sa nature.

2° La même méthode peut, suivant les cas, servir de diagnostic ou de traitement.

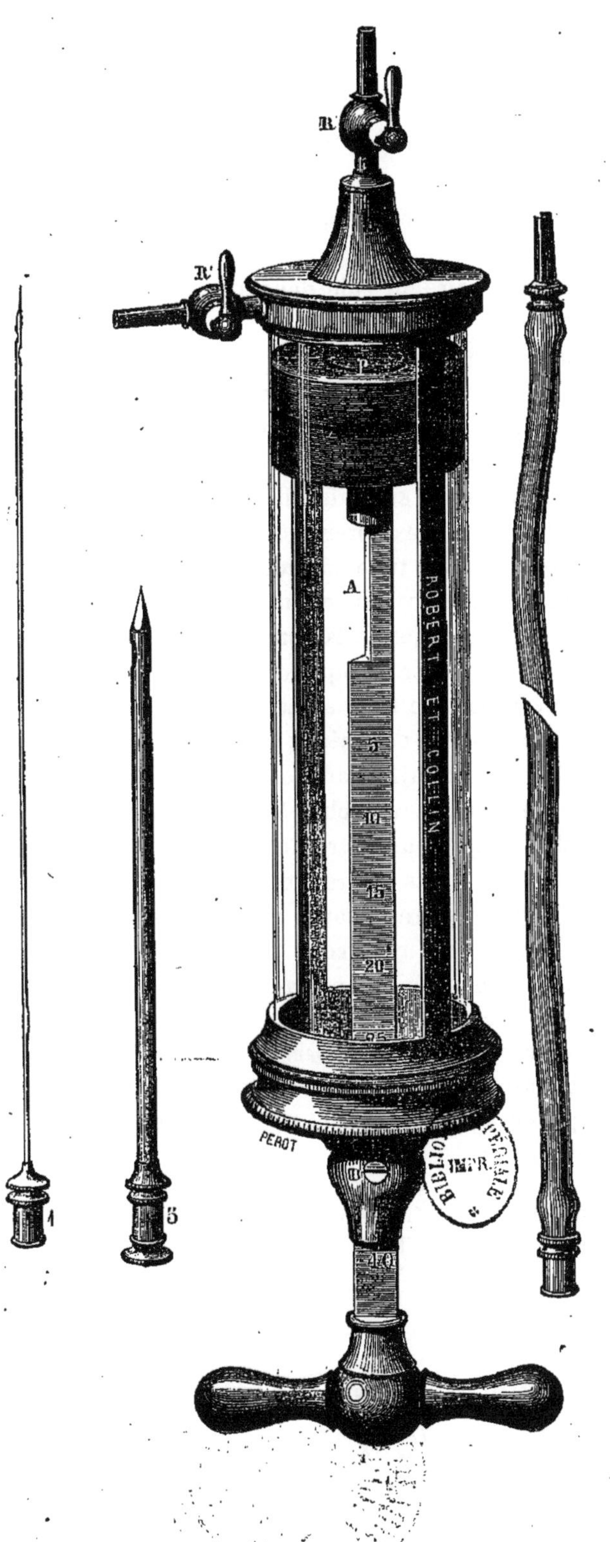

R
R'
P
A
ROBERT ET COLLIN
5
10
15
20
PEROT
1
5
10

NOTE EXPLICATIVE (1).

Les robinets RR' sont fermés quand ils sont placés transversalement au jet.

Il faut d'abord faire le vide dans l'aspirateur en agissant de la manière suivante :

1° Fermer les robinets RR'.

2° Attirer le piston jusqu'en haut de sa course, et l'y fixer, en lui imprimant un léger mouvement de rotation de *gauche à droite* (sans quoi le piston descendrait de lui-même).

3° Monter l'aspirateur sur l'aiguille ou sur le trocart, après la pénétration dans les tissus à explorer.—On peut, suivant les cas, se servir comme intermédiaire du tube en caoutchouc.

4° Ouvrir le robinet correspondant à la canule, et le liquide arrive de lui-même dans le corps de la pompe.

Lorsqu'on veut expulser le liquide pour faire une deuxième aspiration, il faut avoir soin de faire exécuter au piston un mouvement en sens inverse, c'est-à-dire de *droite à gauche*.

L'introduction de l'aiguille dans les tissus à explorer exige quelques précautions; au lieu de chercher à la faire pénétrer par pression, comme il est d'usage pour le trocart ordinaire, il est préférable de combiner des mouvements de pression et de rotation, ce qui est facile, en prenant l'aiguille entre le pouce et l'index et en la faisant rouler entre les doigts. Ce qui rend cette manœuvre nécessaire, c'est que l'aiguille, extrêmement faible, pourrait plier et se tordre, si l'on n'agissait que par pression.—Avant de se servir d'une aiguille, il est toujours bon de *s'assurer de sa perméabilité*. Si l'on ne se sert que rarement de l'aspirateur, il faut avoir soin, au moment voulu, de ramollir le piston avec de l'eau, et de le graisser ensuite, afin d'obtenir un vide complet.

(1) Chez ROBERT et COLIN, successeurs de CHARRIÈRE, fabricants d'instruments de chirurgie, 6, rue de l'École de-Médecine.

Paris. A. PARENT, imprimeur de la Faculté de Médecine, rue M^r-le-Prince, 31.

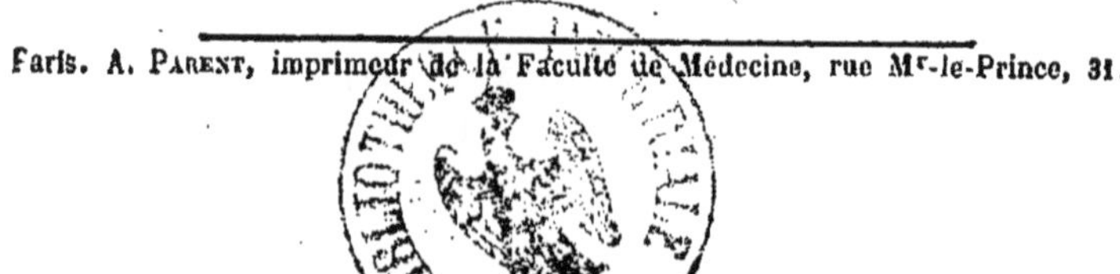

125

www.ingramcontent.com/pod-product-compliance
Ingram Content Group UK Ltd.
Pitfield, Milton Keynes, MK11 3LW, UK
UKHW020121100726
13658UKWH00005B/2301